Dr Edmond MIGNON
ANCIEN EXTERNE DES HOPITAUX DE PARIS ET DE LA MATERNITÉ DE LA PITIÉ
MÉDAILLE DE BRONZE DE L'ASSISTANCE PUBLIQUE

DE LA VALEUR D'UN NOUVEAU SIGNE DANS LE DIAGNOSTIC PRÉCOCE DU CANCER

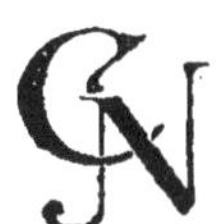

PARIS
C. NAUD, ÉDITEUR
3, RUE RACINE, 3

1903

Dr Edmond MIGNON
ANCIEN EXTERNE DES HOPITAUX DE PARIS ET DE LA MATERNITÉ DE LA PITIÉ
MÉDAILLE DE BRONZE DE L'ASSISTANCE PUBLIQUE

DE LA VALEUR D'UN NOUVEAU SIGNE DANS LE DIAGNOSTIC PRÉCOCE DU CANCER

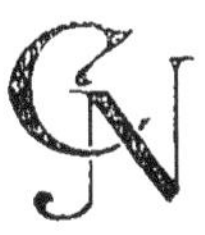

PARIS
C. NAUD, ÉDITEUR
3, RUE RACINE, 3

1903

A MES PARENTS

A MES AMIS

A MON PRÉSIDENT DE THÈSE

MONSIEUR LE PROFESSEUR TILLAUX

MEMBRE DE L'ACADÉMIE DE MÉDECINE
PROFESSEUR DE CLINIQUE CHIRURGICALE
CHIRURGIEN DE L'HOPITAL DE LA CHARITÉ

A MON MAITRE

MONSIEUR LE PROFESSEUR AGRÉGÉ BLUM

CHIRURGIEN DE L'HOPITAL SAINT-ANTOINE

Qui m'a inspiré le sujet de cette thèse.

A MES MAITRES

M. LE DOCTEUR THIBIERGE

MÉDECIN DE L'HOPITAL BROCA

M. LE DOCTEUR MERKLEN

MÉDECIN DE L'HOPITAL LAENNEC

M. LE DOCTEUR QUEYRAT

MÉDECIN DE L'HOPITAL COCHIN

M. LE DOCTEUR VARIOT

MÉDECIN DE L'HOPITAL DES ENFANTS-MALADES

M. LE DOCTEUR TRIBOULET

MÉDECIN DES HOPITAUX

M. LE PROFESSEUR AGRÉGÉ LEPAGE

ACCOUCHEUR DE LA MATERNITÉ DE LA PITIÉ

M. LE DOCTEUR MÉNARD

CHIRURGIEN DE L'HOPITAL MARITIME DE BERCK-SUR-MER

INTRODUCTION

En intitulant ce travail « De la valeur d'un nouveau signe dans le diagnostic précoce du cancer », nous n'avons pas eu la prétention de découvrir un symptôme jusque-là inconnu. En effet, depuis longtemps déjà, le fait dont nous voulons parler avait été observé et signalé par un certain nombre de cliniciens. Mais jusqu'à ces dernières années, il n'avait pas été fait sur ce sujet de communications importantes et ce n'est que récemment qu'il est entré en discussion.

Nous voulons parler des rapports qui peuvent exister entre l'apparition d'éléments cutanés constitués par de petits angiomes, des tumeurs verruqueuses, des taches pigmentaires, et le développement d'un cancer en un point quelconque de l'organisme.

De prime abord se trouve éliminée la question de la transformation de ces éléments, auxquels on peut donner le nom générique de nævi, en tumeurs malignes, fait qui a été surabondamment décrit et démontré dans les traités classiques et les travaux de Duchemin (1), Renoul (2),

(1) Duchemin. *Thèse*, Paris, 1880.
(2) Renoul. *Thèse*, Paris, 1891-1892.

Delisle (1), prouvé par les observations de Plenk (2), Wardrop (3), Lawrence (4), depuis longtemps déjà. Notre but est simplement de rechercher si, ainsi que l'ont avancé certains auteurs, il est vrai qu'un rapport existe entre l'apparition de ces éléments cutanés et le développement d'un cancer ; et si ce rapport existe réellement, quelle en est la nature, quelle peut en être la valeur diagnostique.

Pour cela, après un court historique de la question avant ces dernières années, il nous faudra analyser les auteurs qui s'y sont principalement intéressés, exposer leurs résultats ; puis, présenter nos propres observations et rechercher ce qu'il est permis d'en conclure.

Nous croyons nécessaire de bien préciser les éléments que nous avons en vue. Ce sont, nous l'avons dit, de petits angiomes cutanés, des tumeurs verruqueuses et des taches pigmentaires.

Angiomes cutanés. — Petites taches rouge vif, rouge bleuâtre ou marron, des dimensions d'un grain de millet à celles d'une lentille, légèrement saillantes, douces au toucher ; à contours bien nets, se détachant parfaitement sur la peau environnante qui ne présente pas d'altérations. Une pression énergique peut les faire pâlir légèrement.

Tumeurs verruqueuses. — Petites excroissances du

---

(1) DELISLE. *Thèse,* Paris, 1900.

(2) PLENK. Doctrina de morbis cutaneis. Viennæ, 1776, p. 35.

(3) WARDROP. Observations of fongus hematodes or soft Cancer in several of the most important organ of the humany body. Edimburg, 1809, p. 189.

(4) LAWRENCE. *Medico-chirurgical Transactions publicated by medical and chirurgical Society of London,* 1812, p. 285.

volume d'un petit pois environ, douces au toucher, présentant la coloration rosée de la peau normale, plus rarement légèrement pigmentées, siégeant sur le visage et sur le tronc, exceptionnellement sur les membres.

Taches pigmentaires. — Taches jaune pâle, café au lait, de dimensions et de formes variables, le plus souvent irrégulièrement ovalaires sur un centimètre de long et quatre à cinq millimètres de large, donnant au toucher soit la sensation de la peau normale, soit une sensation un peu rugueuse comme un épiderme légèrement exfolié. Elles se trouvent sur le cou et le tronc, rarement au visage et sur les membres, jamais aux extrémités.

CHAPITRE I

HISTORIQUE

« Il est une opinion très répandue parmi les chirurgiens et qui a été pour la première fois mise en avant par Trélat, suivant laquelle les petites lésions que je viens de décrire (1) s'observeraient surtout chez les individus atteints de tumeurs malignes et comporteraient un pronostic grave (2) ». Ainsi s'exprime Dubreuilh dans son rapport sur les angiomes séniles au *Congrès international de médecine* tenu à Paris en 1900.

Depuis Trélat, nombre de cliniciens ont cru remarquer la fréquence d'angiomes cutanés chez les cancéreux ; les uns les indiquent dans tous les cas de cancers, quel qu'en soit le siège ; certains les signalent plus spécialement dans les cancers du foie. Mais on ne trouve pas, dans la littérature médicale française, de rapport important concernant ce sujet.

En 1899, au *Congrès de dermatologie* de Vienne, un Allemand, Freund, fait une allusion à ce sujet qui l'année

---

(1) Angiomes cutanés.

(2) Dubreuilh. Angiomes séniles. *XIIIe Congrès international de médecine*. Paris, 1900, section de dermatologie.

suivante fait l'objet d'un rapport du Dr Holländer de Berlin.

En 1901, le Pr Leser fait une communication assez étendue sur la coexistence fréquente d'angiomes cutanés et de cancer et publie une statistique nombreuse.

A la suite de son article, la question entre alors dans une voie de discussion plus vive; Holländer revient sur le sujet pour l'étendre davantage; puis surgissent bientôt les travaux contradictoires de Gebele de Munich, de Rosenbaum, de Raff, etc....., travaux que nous allons analyser.

CHAPITRE II

ANALYSE

SOMMAIRE. — Les auteurs partisans d'un rapport entre l'existence de nævi et le développement d'un cancer : Freund, Holländer, Leser.

C'est au congrès des dermatologistes allemands tenu à Vienne en 1899 que nous trouvons la première communication relative au sujet qui nous intéresse.

Dans un rapport sur « La peau chez les femmes enceintes ou atteintes d'affections génitales », Freund (1) cite ce fait, sans commentaires, que fréquemment il a constaté chez les femmes atteintes de tumeurs des organes génitaux certaines modifications de la peau consistant en petits angiomes, nævi, parfois lipomes et grosses tumeurs caverneuses, siégeant de préférence sur l'abdomen.

Mais c'est un peu plus tard Holländer (2) qui donne une définition et une description plus exactes des divers

---

(1) FREUND. Die Haut bei schwangeren und genitalkranken Frauen. *Centralblatt für Chirurgie*, 1900, n° 13.

(2) HOLLÄNDER. Beiträge zur Frühdiagnose des Darmscarcinoms (Heresitätsverhältnisse und Hautveränderungen). *Deutsche med. Wochenschrift*, 1900, n° 30.

éléments dont nous avons parlé. Holländer étudie la question principalement au point de vue du cancer intestinal ; deux points surtout ont attiré son attention, ce sont l'influence de l'hérédité et les modifications de la peau.

Ces modifications cutanées il les classe sous trois ordres : taches vasculaires, tumeurs verruqueuses, taches pigmentaires.

Les premières sont de petites taches rouge clair, des dimensions d'une tête d'épingle à celles d'une lentille, légèrement saillantes au-dessus du niveau de la peau, à contours bien limités ; elles ressemblent à de petits angiomes ou encore à des anévrismes capillaires, différentes cependant de ceux-ci en ce qu'elles ne s'effacent pas par la pression du doigt, quoiqu'une pression très énergique les fît pâlir légèrement.

Le deuxième groupe se compose de verrues séborrhéiques ressemblant aux verrues séniles, mais Holländer rencontra chez les cancéreux jeunes ces éléments disséminés sur la poitrine et l'abdomen ; c'étaient des tumeurs glandulaires, plates, brillantes, quelquefois légèrement pigmentées.

Enfin le troisième groupe est représenté par des pigmentations en forme de taches jaune clair, rappelant les éphélides mais en différant par ce fait qu'elles envahissent de préférence les parties du corps recouvertes par les vêtements.

A ce sujet Holländer rapporte un cas intéressant ; il publie la photographie d'une femme dont le corps est recouvert de ces taches en si grand nombre, qu'il présente un aspect absolument tigré. La sœur de cette femme est morte d'un cancer de l'estomac et présentait les mêmes altérations de la peau. Quand sur elle-même commencèrent à se développer ces taches, son médecin fit le diagnostic de cancer intestinal alors que seulement un an plus tard se manifestaient bien nets les symptômes de cancer de l'intestin. Cette femme fut observée par Holländer pendant cinq ans ; à la suite d'une intervention chirurgicale le développement des taches pigmentaires s'arrêta, puis au bout d'un certain temps de nouvelles poussées se produisirent, concordant avec la réapparition des symptômes intestinaux.

Holländer ne conclut pas d'une manière ferme en faveur de l'idée qu'il a émise ; en effet, il a rencontré ces modifications cutanées chez des individus sains et relativement jeunes ; c'est cependant pour lui une indication et il faudrait, dit-il, que de nombreuses observations vinssent montrer le rapport exact, de conséquence ou de concomitance, existant entre l'apparition d'altérations de la peau et de cancers viscéraux.

Plus d'un an après cette communication, le Pr Leser(1) faisait entrer la question dans une voie nouvelle et plus nettement affirmative. Il apportait une série d'observations qui, d'après lui, permettaient de poser d'une manière précise les rapports unissant le développement d'un cancer en un point quelconque de l'organisme et d'altérations de la peau consistant en petits angiomes.

---

(1) Leser. Ueber ein die Krebskrankheit bei Menschen häufig begleitendes, noch wenig bekanntes Symptom, *Münchener medicin. Wochenschrift*, 1901, n° 51.

C'est en 1898 qu'il eut l'attention attirée sur ce sujet. Il eut l'occasion d'examiner un homme porteur d'une tumeur des fosses nasales ayant envahi tout le côté gauche du voile du palais et de la luette ; cet homme présentait sur le cou, le thorax, l'abdomen, quinze ou seize petites tumeurs bleu rougeâtre, de la grosseur d'une lentille environ et dépassant à peine le niveau de la peau. Leser opéra ce malade et pendant quelques mois le résultat parut satisfaisant ; puis tout à coup une récidive ganglionnaire se fit et en quatre mois aboutit à la mort. Or, pendant ces quatre derniers mois, le développement des petits angiomes cutanés fut tel que, de 15 ou 16, leur nombre s'éleva à 216 et que le médecin habituel du malade, qui jusqu'alors n'y avait prêté aucune attention, en fut lui-même frappé.

Ayant déjà observé plusieurs fois des cas semblables, Leser ne put croire à une simple coïncidence et, aidé de son assistant le Dr Müller, recueillit un certain nombre d'observations.

Avant d'en donner le résultat, Leser spécifie exactement la nature des éléments en question ; c'est, à peu de chose près et plus détaillée, la description déjà donnée par Holländer des éléments formant le premier des trois groupes d'altérations signalées par lui : « Ce sont des taches petites ou très petites, de la grosseur d'une tête d'épingle à celle d'un pois, rouge clair ou rouge bleuâtre, dépassant toujours légèrement le niveau de la peau, donnant au toucher la même sensation que la peau environnante qui toujours est normale ; elles ne s'effacent pas à la pression. Ces taches se rencontrent de préférence sur le tronc, rarement sur les membres, jamais aux mains et aux pieds. La disposition de ces éléments ne paraît pas nettement influencée par le trajet des vaisseaux et des nerfs, cependant ils apparaissent quelquefois sur une région de la peau correspondant à un organe atteint de cancer ; ainsi dans les cancers de l'utérus, l'abdomen est essentiellement le siège de l'apparition de ces tumeurs. Macroscopiquement et après examen microscopique on peut les appeler des angiomes. Macroscopiquement elles semblent posées sur la peau normale et aucun réseau veineux ne les entoure ; à l'examen microscopique on y reconnaît des vaisseaux capillaires abondants et dilatés. Peut-être quelques modifications des tissus, que jusqu'ici nous n'avons pu mettre en évidence, établissent-elles une connexion directe entre elles et les néoplasmes malins (1) ».

Leser se pose alors trois questions :

a) L'apparition de petites tumeurs angiomateuses de la peau se rencontre-t-elle fréquemment chez les malades atteints de cancer ?

b) Ces petits angiomes se rencontrent-ils aussi chez les individus sains ou, plus exactement, non atteints de cancer ?

c) L'apparition de ces angiomes peut-elle être un signe de diagnostic ?

Leser et son assistant, le Dr Müller, basent leurs résultats sur un total de 50 observations de cancéreux et de 300 malades pris au hasard dans un service de chirurgie mais ne présentant pas de néoplasme.

(1) Leser. *Loc. cit.*

Les 50 cas de cancers se répartissent de la façon suivante :

10	cancers	du pylore et de l'estomac,	dont	9 hommes et 1 femme.
3	—	de l'œsophage,	—	3 hommes.
3	—	du rectum,	—	1 homme et 2 femmes.
1	—	du foie,	—	1 homme.
11	—	du sein,	—	11 femmes.
16	—	de l'utérus,	—	16 —
1	—	de l'ovaire,	—	1 —
5	—	de la peau,	—	2 hommes et 3 femmes.

Or sur ces cinquante malades examinés, combien en trouve-t-on ne présentant pas d'angiomes de la peau ? Un seul ; c'est un malade âgé de 39 ans et atteint d'un cancer de l'œsophage. Les seize hommes restant présentaient un total de 310 petites tumeurs cutanées ; l'un d'eux, atteint de cancer du foie, en présentait à lui seul 76. Chez les femmes, toutes présentaient des angiomes, mais le total en était moins élevé : entre 33 on pouvait compter 444 tumeurs ; 56 était le chiffre le plus fort sur une malade atteinte de cancer du sein.

Par conséquent, sur 50 malades examinés et atteints de cancers, 49, c'est-à-dire 9,8 sur 10, offraient des angiomes de la peau et cela avec le total énorme de 754. Leser se croit donc en droit de répondre d'une manière affirmative à la première question qu'il avait posée et il conclut nettement : l'apparition de petits angiomes cutanés est l'accompagnement fréquent et habituel du cancer.

Pour répondre à la deuxième question, Leser a examiné 300 malades hommes qui malgré une enquête attentive et prolongée n'ont présenté aucun symptôme de cancer. Sur ces malades aussi le professeur de Berlin a trouvé des angiomes, mais en petit nombre et seulement sur les malades d'âge avancé. C'est ainsi que les angiomes trouvés sur les cancéreux à 25 ans ne se rencontrent chez les individus sains qu'à 50 ans.

De là la possibilité pour Leser de répondre affirmativement à sa troisième question : l'apparition en grand nombre et à un âge relativement jeune d'angiomes de la peau doit être regardée comme un signe de valeur dans le diagnostic de cancer.

Leser termine son article en abordant une question importante et sur laquelle nous aurons l'occasion de revenir, c'est celle de la signification de ces angiomes.

Au sujet de cette communication de Leser, Holländer (1) revient à nouveau sur la question. Il reconnaît que les observations de Leser confirment l'idée qu'il s'était déjà plu à développer lui-même, idée déjà entrevue d'ailleurs par Langenbeck, Israel, Freund et beaucoup d'autres chirurgiens.

Mais Holländer qui avait décrit trois sortes d'éléments constituant les modifications de la peau en rapport possible avec les cancers, remarque que Leser n'a retenu qu'une partie de ces modifications, c'est-à-dire les angiomes. « Or, dit Holländer, de ce fait, le sens de ma communication se trouve déplacé. » En effet, d'après lui, les angiomes isolés se rencontrent aussi chez les individus non cancéreux et relativement jeunes, mais ce qui en fait l'importance, c'est de les voir apparaître avec une soudai-

(1) Holländer. Carcinom und Hautveränderungen. *Centralblatt für Chirurgie*, 1902, n° 17.

neté manifeste et une grande multiplicité, et surtout associés aux deux autres formes. C'est-à-dire que la signification primordiale de ces manifestations cutanées se trouve dans la combinaison sur le même sujet d'angiomes, de formations verruqueuses et de pigmentations.

Holländer revient alors sur la description des deux derniers éléments laissés de côté par Leser.

Les premiers sont constitués par de petites verrues molles représentant des proliférations des glandes sébacées de l'épiderme; ces petites verrues, fréquentes chez les vieillards, seraient chez les jeunes gens le signe d'une tendance aux néoplasmes.

Les pigmentations sont représentées par des taches rappelant les éphélides, nous en avons déjà donné les caractères distinctifs (1); cependant Holländer apporte cette notion nouvelle, qu'elles se rencontrent de préférence dans le voisinage de l'organe atteint de cancer. Quand ces pigmentations existent en même temps que les angiomes et les verrues, elles auraient une grande signification.

Holländer regrette que de sa communication, le point qui lui semble le moins important ait était remarqué, puisque pour lui l'existence isolée des angiomes n'a pas à beaucoup près la valeur que lui prête Leser.

---

(1) Voir p. 14.

CHAPITRE III

ANALYSE (*Suite*).

Sommaire. — Les adversaires de Leser et Holländer : Gebele, Rosenbaum, Raff, Douglas Symmers.

Mais cette conception de l'existence d'un rapport entre le développement des angiomes cutanés et d'un carcinome ne devait pas être admise par tous les chirurgiens et déjà avant la dernière communication de Holländer, Gebele (1), de Munich, venait la battre en brèche.

Gebele apporte un total d'observations moins important que celui de Leser ; il fait reposer ses conclusions sur un ensemble de 21 cas de cancer et de 200 autres cas.

Sur ces 21 cas de cancers, dont 10 hommes et 11 femmes, la recherche des angiomes fut positive 11 fois, négative 10 fois. Sur les 200 autres malades, 86 présentaient des angiomes, 114 en étaient exempts.

L'âge ne semblait pas avoir d'influence, puisque, sur 11 cancéreux présentant des angiomes, 5 dépassaient 50 ans, 6 étaient en deçà ; quant aux 86 malades non

---

(1) Gebele. Ueber Angiome und ihren Zusammenhaug mit Karzinomen. *Münchener medicin. Wochenschrift*, 1902, n° 4.

atteints de cancer, 51 avaient moins de 50 ans, 35 avaient dépassé cet âge. Le plus grand nombre d'angiomes (48) se voyait sur un malade de 55 ans ne présentant aucun signe de cancer.

En prenant ses observations pour base, il est impossible à Gebele de conclure par l'affirmative puisqu'il a rencontré les angiomes de la peau dans 52 pour 100 des cas de cancers et 43 pour 100 des autres affections, c'est-à-dire, à peu de choses près, dans un rapport équivalent.

AGE	SEXE	NOMBRE DE MALADES examinés	NOMBRE DES CAS avec angiomes	NOMBRE DES CAS sans angiomes	CHIFFRES MIN. ET MAX. des angiomes constatés	CHIFFRE MOYEN des angiomes constatés	POURCENTAGE DES CAS avec angiomes
10 à 20	Hommes. .	11	5	6	1-2	1-2	45
	Femmes. .	16	1	15	2	2	7
20 à 30	Hommes. .	44	24	20	1-19	4	55
	Femmes. .	47	23	24	1-10	2	45
30 à 40	Hommes. .	76	62	14	1-22	5	81
	Femmes. .	35	33	2	1-33	7 8	94
40 à 50	Hommes. .	31	30	1	1-95	11	96
	Femmes. .	39	35	4	1-41	14	90
50 à 60	Hommes. .	46	41	5	1-127	15	90
	Femmes. .	24	23	1	1-41	12	96
60 à 70	Hommes. .	19	19	0	4-82	26-27	100
	Femmes. .	8	8	0	1-154	50	100
70 à 80	Hommes. .	2	2	0	25-42	33-34	100
	Femmes. .	2	2	0	30-55	42-43	100

Ce que Gebele avait fait à la clinique chirurgicale de Munich, Rosenbaum (1) le fit bientôt à la clinique médicale. Il examina 400 malades et donna les résultats de son enquête dans un tableau que nous reproduisons à la page précédente.

Si, en outre, on établit le pourcentage au point de vue de l'âge, on voit que, au-dessous de 30 ans, on rencontre les angiomes dans 45,7 pour 100 des cas, tandis qu'on les trouve dans 90,4 pour 100 des cas au-dessus de 30 ans.

Or, sur ces 400 malades examinés, 3 seulement étaient certainement atteints de cancer, c'étaient les cas suivants :

I. — Homme, 48 ans, 9 angiomes. Cancer de l'estomac et du péritoine (pas d'angiomes sur l'abdomen).

II. — Homme, 54 ans, 16 angiomes. Cancer de l'estomac (6 angiomes sur l'abdomen).

III. — Homme, 70 ans, 25 angiomes. Cancer de l'estomac (3 angiomes sur l'abdomen).

Chez quatre autres malades le diagnostic de cancer était douteux :

I. — Femme, 43 ans, 10 angiomes. Cancer de l'utérus ? (2 angiomes sur l'abdomen).

II. — Homme, 59 ans, 18 angiomes. Cancer de l'estomac ? (3 angiomes sur l'abdomen).

III. — Homme, 63 ans, 41 angiomes. Cancer du foie ? (14 angiomes sur l'abdomen).

---

(1) Rosenbaum. Ueber die diagnostische Bedeutung der Angiome der Haut. *Münchener medicin. Wochenschrift*, 1902, n° 16.

IV. — Homme, 70 ans, 42 angiomes. Cancer de l'estomac? (5 angiomes sur l'abdomen).

Le maximum d'angiomes (44, 49, 51, 55, 78, 82, 95, 127) se rencontrait chez des malades de 40 à 70 ans, indemnes de tout soupçon de cancer.

Comparant sa statistique à celle de Leser, Rosenbaum remarque que chez les femmes non cancéreuses il a trouvé une moyenne d'angiomes plus élevée que celui-ci n'en avait trouvé chez les femmes atteintes de cancer ; le contraire s'est rencontré chez les hommes. De telle sorte qu'ils arrivent à une moyenne totale à peu près égale : c'est ainsi que Leser trouve chez les carcinomateux 15 angiomes par individu et Rosenbaum 12 à 13 chez les non cancéreux.

D'après Rosenbaum, on trouve des angiomes dans la moitié des cas à partir de 20 ans, dans la majorité après 30 ans et presque toujours après 40 à 50 ans, contrairement à l'avis de Leser qui ne les trouvait en majorité qu'à partir de 50 ans.

Tandis que Rosenbaum trouve chez des malades sans cancer de grandes quantités d'angiomes, il ne trouve qu'un malade n'en présentant aucun et ce malade est précisément atteint de tumeur maligne. Il eut aussi en observation pendant quelques semaines un malade de 48 ans atteint de cancer de l'estomac et du péritoine ; chez ce malade existaient 9 angiomes, qui n'augmentèrent ni en nombre ni en étendue, et qui siégeaient à la poitrine et dans le dos, par conséquent nullement en rapport avec le siège du cancer.

Rosenbaum cite à l'appui de sa thèse d'âutres auteurs :

Kaposi (1) prétend que les angiomes se rencontrent rarement dans le jeune âge, mais qu'ils sont fréquents dans l'âge adulte et qu'ils augmentent avec les années. Kopp (2) décrit chez un jeune homme de 19 ans, non atteint de cancer, de nombreux angiomes de la grosseur d'une tête d'épingle à 1 centimètre et demi de diamètre. Mandelbaum (3) rapporte un cas de nombreux angiomes de la peau sans tumeur maligne.

Par conséquent, si Rosenbaum est d'accord avec Leser au sujet de sa première question et admet avec lui que les angiomes se rencontrent assez fréquemment chez les cancéreux, il s'en sépare complètement sur les deux autres questions, puisque, d'après lui, ils sont aussi fréquents chez les non cancéreux et que par suite on doit leur refuser toute valeur comme signe de cancer.

Bientôt, Raff (4), d'Augsbourg, abordait à son tour cette question au sujet des angiomes séniles. Il examina à l'hôpital de Breslau, sous la direction du Pr Jadassohn, 500 malades de tout âge et atteints d'affections différentes. (Le tableau ci-contre donne le résultat auquel il aboutit).

Sur ces 500 malades, 180, c'est-à-dire 36 pour 100, présentent des angiomes. Au-dessous de 15 ans ces angiomes sont rares, à partir de 20 à 30 ans, ils deviennent fréquents, de 30 à 40 ans on les trouve dans presque

---

(1) Kaposi. *Pathol. und Therap. der Hautkrankh.*, 1899, II, 784.

(2) Kopp. *Archiv für Dermatologie und Syphilis*, 1897, XXXVIII, 63.

(3) Mandelbaum. *Vierteljahrsschr. f. Dermatol. und Syphilis*, 1882, XIV, 213.

(4) J. Raff. *Münchener medicin. Wochenschrift*, 1902, n° 18. Zur Kenntniss der Senilen-Angiome « Kapillar-Varicen » der Haut.

la moitié des cas, au-dessus de 40 ans dans plus de la moitié, enfin au-dessus de 60 à 70 ans dans la grande majorité des cas. Leur nombre par individu augmente

AGE	TOTALITÉ des SUJETS EXAMINÉS	NOMBRE DES CAS avec angiomes	POURCENTAGE DES CAS avec angiomes
X à 10.	34	0	0
10 à 15.	25	1	4
15 à 20.	71	21	12,6
20 à 30.	123	23	18,7
30 à 40.	75	34	45,3
40 à 50.	61	33	54,2
50 à 60.	50	30	60
60 à 70.	40	30	75
70 à 80.	17	15	88,2
80 à 90.	4	3	75

également avec l'âge. L'auteur remarque qu'il n'est cependant pas tout à fait d'accord avec les autres observateurs et que Dubreuilh (1) prétend qu'il est rare de rencontrer ces angiomes avant 40 ans. Quant à lui, il ne lui paraît pas que la présence de ces angiomes eût quelque rapport avec le développement des tumeurs malignes, et prenant

(1) DUBREUILH. *XIIIe Congrès international de médecine.* Paris, 1900, section de dermatologie et syphiligraphie.

pour exemple les 75 malades qu'il examina, compris entre 30 ans et 40 ans, il trouve qu'il serait bien extraordinaire que sur ce total d'individus examinés, 34 qui présentaient des angiomes fussent atteints de cancer. Raff cite l'opinion de Dubreuilh (1) : « Rien dans mes observations n'autorise une pareille conclusion... Il n'y a pas autre chose qu'une simple coïncidence. »

A la fin de l'année 1902, Douglas Symmers, de Philadelphie, publie (2) les résultats de ses recherches sur le même sujet. Il examine près de 400 malades et cherche la solution des deux questions suivantes :

Quelle est la fréquence des angiomes selon les différents âges ?

Quel est leur rapport de fréquence avec les tumeurs malignes ?

Voici le tableau qu'il publie (voyez page 28) :

Le chiffre total des cas avec angiomes est donc de 53,1 pour 100.

Douglas Symmers fait remarquer que le maximum des angiomes se rencontre à l'âge où le plus fréquemment se développent les cancers ; par conséquent, d'après lui, quand bien même on réunirait un certain nombre d'observations de cancéreux et qu'on montrerait chez eux la fréquence relative des angiomes, on n'en pourrait pas déduire plus qu'une simple coïncidence. Il poussa plus loin ses investigations ; il rechercha chez les malades

---

(1) Dubreuilh. *Loc. cit.*

(2) Douglas-Symmers. *Med. News*, 27 décembre 1902. Cutaneous Angiotama and Malignant Disease.

offrant des angiomes et cependant sans aucun signe de cancer s'il n'existait pas quelque hérédité cancéreuse ; le résultat fut négatif. Il examina aussi 17 cancéreux dont

AGE	NOMBRE des MALADES EXAMINÉS	NOMBRE DES CAS avec angiomes	POURCENTAGE DES CAS avec angiomes
X à 10.	12	0	0,0
10 à 20.	21	1	4,8
20 à 30.	44	11	25
30 à 40.	77	31	40,3
40 à 50.	81	49	60,5
50 à 60.	47	35	74,5
60 à 70.	54	42	77,7
70 à 80.	28	23	82
80 à 90.	8	6	75
Au-dessus de 100. .	1	0	0,0

l'âge moyen était de 50 ans ; chez 13 d'entre eux il trouva des angiomes, c'est-à-dire dans 76,4 des cas. Douglas Symmers conclut de ses recherches que le développement des angiomes cutanés ne présente aucun rapport avec les tumeurs malignes, que leur fréquence correspondant précisément à l'âge où s'observent le plus fréquemment les cancers n'est qu'une simple coïncidence et qu'il ne faut voir en eux qu'un signe de dégénérescence artérielle.

CHAPITRE IV

OBSERVATIONS PERSONNELLES

Recueillies dans le service de M. le Dr Blum, à l'hôpital Saint-Antoine.

Observation I

M. C..., ménagère, 62 ans ; entrée à l'hôpital Saint-Antoine, salle Lisfranc, le 5 février 1903, pour une tumeur du sein.

Antécédents héréditaires. — Rien de particulier.

Antécédents personnels généraux. — Il y a 2 ans, adénite? cervicale. 3 cicatrices siégeant à la région cervicale droite.

Antécédents personnels puerpéraux. — 1 grossesse à 26 ans : enfant mort 1 mois après la naissance. Abcès des deux seins ayant laissé plusieurs cicatrices.

Il y a trois semaines environ la malade s'est aperçue par hasard qu'elle avait une grosseur dans le sein droit.

État actuel. — A la vue, rien d'anormal.

A la palpation on sent, à la partie supérieure du sein droit, une tumeur allongée, ovoïde, du volume d'un gros œuf de poule. Cette tumeur fait corps avec la glande mammaire ; elle est mobile sur les plans profonds, mais si on plisse la peau à son niveau, on voit se produire le signe dit de la peau d'orange ; on détermine une légère douleur par la pression.

Pas de rétraction du mamelon qui n'est le siège d'aucun écoulement.

On ne sent pas d'adénopathie axillaire, l'exploration de l'aisselle est cependant légèrement douloureuse.

Rien d'anormal du côté des organes génitaux. Pas de troubles de l'appareil digestif.

Sur le visage et sur le corps de cette femme on remarque de nombreuses taches et tumeurs pigmentaires.

Au visage, trois papules de la grosseur d'un pois, présentant la coloration normale de la peau et siégeant, l'une au milieu du front, les autres au voisinage de l'angle externe de l'œil, de chaque côté. Sur la paupière inférieure gauche, petit nævus bleu noirâtre légèrement saillant. Sur les pommettes, quelques taches roses, s'effaçant par la pression et entourées de petites varicosités de la peau.

Sur le cou, quelques petites tumeurs de la grosseur d'un grain de mil, les unes sans coloration spéciale, les autres colorées en bleu plus ou moins foncé.

A la région supérieure de la poitrine et sur les seins, taches d'un diamètre de 2 millimètres environ, à coloration variant du jaune au brun foncé ; sur le sein gauche, petit nævus rouge vif.

Sur la région épigastrique et sur les hypocondres, très nombreuses taches jaunes, café au lait, légèrement saillantes, à surface rugueuse, de la dimension d'une tête d'épingle à celle d'une lentille. De plus, à la région épigastrique, se trouvent trois tumeurs à coloration rosée pâlissant légèrement par la pression, très saillantes et présentant un centimètre de diamètre.

A la région sous-ombilicale et sur les flancs, grand nombre de petites taches, non surélevées, les unes brunes, les autres rouge vif, ne s'effaçant pas à la pression.

A la cuisse droite, nombreuses varicosités sous-cutanées.

A la jambe gauche, trois taches jaunes, papuleuses, présentant les dimensions d'une lentille et siégeant, l'une sur le mollet, les autres en avant.

Sur les deux jambes existent en outre un certain nombre de petites taches brunes.

Le nombre total de ces taches et tumeurs est de 122.

La malade affirme qu'elle a toujours présenté ces pigmentations ; elle n'a pas remarqué que leur nombre eût augmenté, cependant il existe à la région latérale gauche du cou une petite tumeur de coloration bleuâtre et dont l'apparition, au dire de la malade, ne remonterait pas à plus d'un an.

Opération le 11 février 1903. — Amputation du sein ; on enlève en même temps quelques petits ganglions de l'aisselle.

Observation II

B. A..., 62 ans, plombier, entré le 17 février 1903 à l'hôpital Saint-Antoine, salle Dupuytrem, pour une tumeur de la langue.

Antécédents. — Rien de particulier ; fumeur. Début il y a 3 ans.

État actuel. — A la simple inspection, on voit la langue presque entièrement envahie par une ulcération irrégulière, recouverte d'un pus sanieux et grisâtre, avec çà et là des bourgeons fongueux. En prenant la langue entre les doigts, on sent une tumeur énorme sur laquelle repose l'ulcération. Le plancher buccal et les ganglions sous-maxillaires sont pris.

La déglutition est difficile, les aliments liquides peuvent seuls passer. La salivation est abondante.

Douleurs d'oreilles des deux côtés.

Sur la joue gauche, trois petites tumeurs verruqueuses de la grosseur d'un tout petit pois et présentant la coloration de la peau normale.

Sur la région épigastrique, un petit nævus rouge.

Observation III

R. M..., ménagère, 49 ans, entrée le 23 février 1903 à l'hôpital Saint-Antoine, salle Lisfranc, pour une tumeur du sein.

Antécédents héréditaires. — Père mort paralysé.

Mère morte à 50 ans d'une maladie de foie.

Antécédents personnels généraux. — nuls.

Antécédents personnels puerpéraux. — 3 expulsions prématurées de 6 et 8 mois. 1 accouchement à terme il y a 3 ans, enfant vivant.

Il y a un mois environ la malade s'est aperçue qu'elle portait une grosseur au sein gauche ; depuis quelque temps d'ailleurs elle ressentait quelques tiraillements dans le creux sus-claviculaire correspondant.

État actuel. — A la vue rien d'anormal.

A la palpation on sent dans le sein gauche une tumeur allongée, irrégulière, faisant corps avec la glande mammaire au centre de laquelle elle se trouve située. Cette tumeur est mobile sur les plans profonds ; elle est légèrement adhérente à la peau. Le mamelon n'est pas rétracté et n'a jamais rien présenté d'anormal. On sent un gros ganglion non douloureux, roulant sous le doigt, dans l'aisselle gauche.

État de la peau. — Sur le front, un petit nævus rouge.

Sur la lèvre supérieure et sur le pourtour du nez, quatre petites tumeurs verruqueuses présentant la coloration normale de la peau.

Sur la poitrine et les seins, quelques petits nævi rouge rubis, les uns à peine visibles, des dimensions d'un point, les autres de la dimension d'une tête d'épingle.

A la région épigastrique et sur les hypocondres, une centaine de taches de la dimension d'une tête d'épingle à celle d'une lentille, de coloration jaune brunâtre plus ou moins foncée, les unes planes, les autres légèrement saillantes.

A la région sous-ombilicale et sur les flancs, quelques taches brunes ou rouge vif.

Dans le dos, entre les omoplates et à la région lombaire, une dizaine de nævi bruns ou rouges.

A la jambe droite, deux nævi de 2 millimètres de diamètre, l'un brun foncé, l'autre rouge vif.

La malade dit avoir toujours eu ces différentes taches ; elle n'a pas remarqué qu'elles aient augmenté de nombre et de dimensions.

Observation IV

Cath. N..., ménagère, 46 ans, entrée le 24 février 1903 à l'hôpital Saint-Antoine, salle Lisfanc, n° 5, pour une tumeur du sein.

Antécédents héréditaires. — Père ? Mère morte à 50 ans.

Antécédents personnels généraux. — Nuls.

Antécédents puerpéraux. — 3 enfants dont un seul vivant actuellement.

La malade s'est aperçue de l'existence d'une tumeur dans le sein gauche il y a 4 mois.

État actuel. — A la vue, le sein gauche est manifestement augmenté de volume.

A la palpation, on sent une grosse tumeur irrégulière ayant envahi toute la glande mammaire, adhérente à la peau, un peu adhérente aux plans profonds. Pas de rétraction ni d'écoulement du mamelon.

Adénopathie axillaire à gauche.

État de la peau. — Sur le flanc gauche, deux petites taches, l'une brune, l'autre rouge rubis, de 3 millimètres de diamètre.

A la face interne du pied droit, une tache brune, plane, de 1 centimètre de diamètre.

Ces taches sont congénitales.

Amputation du sein le 26 février.

Observation V

L. C..., 45 ans, domestique, entrée le 1er avril 1903 à l'hôpital Saint-Antoine, salle Lisfranc, n° 25, pour des troubles génitaux.

Antécédents héréditaires. — Père mort à 54 ans de péritonite. Mère, 75 ans, actuellement bien portante.

Antécédents personnels. — Pas de maladies. 7 enfants, dont 4 vivants.

Il y a 5 mois environ cette femme fut prise d'écoulement vaginal très abondant, surtout au moment des époques menstruelles. Depuis, amaigrissement et perte des forces.

Examen. — Écoulement vaginal abondant, fétide, persistant. Pas de douleurs.

Au toucher on sent le col de l'utérus, dur, augmenté de volume, présentant des bosselures et des irrégularités.

On porte le diagnostic de cancer de l'utérus.

État de la peau. — A la face antérieure du cou, deux petites papules jaunâtres dont la date d'apparition ne peut être fixée par la malade.

A l'épigastre, un petit nævus brun qui aurait toujours existé.

Observation VI

M. R..., 56 ans, sans profession; entrée le 9 mai 1903 à

l'hôpital Saint-Antoine, salle Lisfranc, n° 24, pour troubles génitaux.

Antécédents héréditaires. — Père mort à 74 ans de pneumonie. Mère morte très jeune.

Antécédents personnels. — Pas de maladies. 2 enfants vivants.

Réglée normalement jusqu'en juillet 1902 ; à cette époque métrorrhagie abondante ; la malade entre à l'Hôtel-Dieu où on lui fait un curettage.

A sa sortie elle continue à perdre du sang en abondance, elle maigrit, perd ses forces ; enfin, il y a un mois environ, elle est prise d'une diarrhée persistante qui avec ses troubles utérins la fait entrer à l'hôpital.

État actuel. — Au toucher on sent un col utérin volumineux, bourgeonnant, entr'ouvert, immobilisé, surtout en arrière ; le doigt revient couvert de sanie fétide. Écoulement abondant et persistant de liquide rougeâtre et visqueux.

Diagnostic : cancer de l'utérus.

État de la peau. — Il y a un an environ, la malade s'est aperçue de l'apparition sur le visage de petites excroissances.

Actuellement, on compte, tant sur le front que sur les régions temporo-faciales, 16 petites tumeurs verruqueuses, de la grosseur d'un pois.

OBSERVATION VII

J. J..., 68 ans, journalier, entre en mai 1903 à l'hôpital Saint-Antoine, pour tumeur du maxillaire supérieur.

Antécédents héréditaires. — Parents morts jeunes.

Antécédents personnels. — Nuls.

Le malade fait remonter à six mois environ le début de son affection.

État actuel. — Tuméfaction de la joue et de la région

naso-jugale faisant saillie en dedans vers le voile du palais.

Salivation abondante ; léger écoulement sanieux.

Diagnostic. — Épithélioma du maxillaire supérieur.

État de la peau. — 3 petits angiomes bruns sur la poitrine.

Observation VIII

F. M..., 77 ans, ménagère, entrée le 2 juin 1903 à l'hôpital Saint-Antoine, salle Lisfranc, pour troubles du côté du rectum.

Antécédents héréditaires. — Père mort à 65 ans, d'accident. Mère morte jeune de cause inconnue.

Antécédents personnels. — Rien de particulier, 3 enfants vivants.

La malade se plaint depuis quatre mois de troubles digestifs, constipation habituelle, perte d'appétit, diminution des forces. Ces troubles ont augmenté depuis quinze jours environ ; de la diarrhée s'est produite à plusieurs reprises avec selles douloureuses ; une fois s'est produite une selle sanguinolente.

État actuel. — La malade est amaigrie ; la peau est flasque, plissée, et présente une teinte jaunâtre.

Au toucher rectal on sent une induration irrégulière dont on limite facilement le bord supérieur ; le doigt revient couvert de sanie sanguinolente.

On fait le diagnostic de cancer du rectum et la tumeur est extirpée quelques jours après.

État de la peau. — Sur le front, trois petites tumeurs verruqueuses de la grosseur d'un pois et présentant la coloration de la peau normale.

A la partie gauche du cou, deux tumeurs semblables aux précédentes.

A la régoin épigastrique, 17 taches jaunâtres d'étendue variant de 2 millimètres à 1 centimètre de diamètre, à surface légèrement rugueuse.

A la région sous-ombilicale, 11 petits angiomes rouge brunâtre.

Observation IX

E. M..., 73 ans, ménagère, entrée le 1er août 1903 à l'hôpital Saint-Antoine, salle Lisfranc, pour une tumeur du sein.

Antécédents héréditaires. — Père mort à 54 ans d'une maladie d'estomac.

Mère morte en couches.

Antécédents personnels. — Bronchite il y a 10 ans.

3 enfants dont 1 actuellement vivant.

Cette femme s'est aperçue il y a 3 mois environ de l'existence d'une tumeur dans le sein droit.

État actuel. — A la vue on constate une augmentation de volume du sein droit qui est bosselé et irrégulier ; le mamelon est légèrement rétracté, il n'est le siège d'aucun écoulement.

A la palpation on sent une tumeur dure, du volume d'un gros œuf de poule ; la tumeur n'est pas complètement adhérente aux plans profonds mais elle adhère à la peau.

Adénopathie de l'aisselle correspondante.

État de la peau. — Sur le visage, tant sur le front que sur les joues, 5 petites tumeurs verruqueuses, de coloration de la peau normale, de la grosseur d'un pois environ.

Sur le cou, à gauche, deux petites tumeurs verruqueuses de coloration rosée.

Sur la poitrine et disséminés un peu sur l'abdomen, 14 petits nævi rouge rubis.

A la région épigastrique, 9 taches jaunes, à peu près circulaires, non saillantes, de 1 centimètre de diamètre environ.

Observation X

R. S..., 29 ans, journalière ; entrée le 5 septembre 1903 à l'hôpital Saint-Antoine, salle Lisfranc, pour tumeur du sein.

Antécédents héréditaires. — Parents vivants et bien portants.

Antécédents personnels. — Pas de maladies antérieures, 1 enfant vivant.

Cette femme s'est aperçue il y a 3 semaines environ qu'elle avait une grosseur dans le sein gauche ; elle n'en éprouvait d'ailleurs aucune douleur.

État actuel. — A la vue, rien d'anormal. Le mamelon n'est pas rétracté ; la peau, plissée sur la tumeur, paraît peu adhérente.

A la palpation, on sent une tumeur irrégulièrement ovalaire, mobile sur les plans profonds. Dans l'aisselle gauche quelques ganglions sont appréciables.

État de la peau. — Au cou, quatre petits angiomes de la grosseur d'un grain de mil, dont deux rouge vif et les deux autres brunâtres.

La malade ne se souvient pas de leur date d'apparition, mais elle ne croit pas les avoir toujours portés.

Observation XI

L. M..., 48 ans, concierge ; entrée le 13 octobre 1903 à l'hôpital Saint-Antoine, salle Lisfranc, pour troubles génitaux.

Antécédents héréditaires. — Père mort à 52 ans, subitement. Mère morte à 52 ans, de cause inconnue.

Antécédents personnels. — Pas de maladies antérieures. 3 enfants vivants.

La malade entre à l'hôpital parce que depuis six semaines elle perd du sang en abondance.

État actuel. — Sur la région mammaire, à gauche, cicatrice résultant de l'ablation du sein opérée il y a 6 ans pour une tumeur.

Le sein droit est rétracté ; dépression longitudinale siégeant en dehors du mamelon et se dirigeant vers l'aisselle.

A la palpation, on sent une masse dure, uniforme, ayant envahi toute la glande mammaire, adhérente à la peau et aux plans profonds.

Adénopathie axillaire correspondante.

Il se fait par le vagin un écoulement sanguinolent continu et abondant.

Au toucher, on sent le col de l'utérus augmenté de volume, bourgeonnant, immobilisé, sur tout le pourtour.

État de la peau. — Sur le cou et la poitrine, six taches jaunes, de forme un peu allongée, légèrement surélevées, à surface un peu rugueuse.

Sur le sein droit, petite verrue bleu noirâtre, de 3 millimètres de diamètre environ ; la malade prétend que cette verrue s'est formée un peu avant le début de la tumeur et qu'elle avait constaté le même fait du côté gauche opéré il y a 6 ans.

Sur la poitrine et l'abdomen, 16 petits nævi, rouge rubis, de la dimension d'une petite tête d'épingle.

Sur les cuisses, 3 nævi rouges, de 2 millimètres de diamètre.

Observation XII

P. G..., 39 ans, ménagère ; entrée le 7 novembre 1903 à l'hôpital Saint-Antoine, salle Lisfranc, lit n° 1, pour troubles génitaux.

Antécédents héréditaires. — Père mort à 51 ans, d'une maladie de cœur.

Mère vivante.

Antécédents personnels. — Pas de maladies antérieures. 2 enfants vivants.

La malade se plaint de l'existence depuis un an d'un écoulement vaginal abondant.

Depuis six mois environ cet écoulement est devenu sanguinolent ; au moment des règles, pertes de sang abondantes.

Depuis dix jours, douleurs dans le bas-ventre et les cuisses.

Examen. — Le linge de la malade est souillé par un écoulement vaginal sanguinolent.

Au toucher on sent le col utérin immobilisé au milieu des culs-de-sac empâtés. Le col est gros, irrégulier, le doigt revient couvert de sanie roussâtre et fétide.

Examen de la peau. — Sur le cou, à droite, six petits angiomes bruns ; sur l'abdomen, deux nævi, l'un brun, l'autre rougeâtre.

La malade ne peut pas fixer leur date d'apparition ; elle ne s'est jamais aperçue de leur existence.

Observation XIII

C. R..., 52 ans, sans profession, examinée à l'hôpital Saint-Antoine le 16 novembre 1903, pour tumeur du sein droit.

Antécédents héréditaires. — Parents bien portants.

Antécédents personnels. — Pas de maladies antérieures.

Une fille vivante et en bonne santé.

En février dernier, c'est-à-dire il y a neuf mois, la malade s'aperçut que son linge était légèrement taché au niveau du sein droit ; elle ne ressentait d'ailleurs aucune douleur. Depuis, l'écoulement par le mamelon a continué, il se compose d'un liquide jaunâtre mélangé quelquefois à du sang.

Depuis quelque temps, la malade se plaint de vagues douleurs sourdes dans le sein et de gêne du bras droit.

A l'inspection rien d'anormal; à la palpation on sent dans le sein droit une petite tumeur, de la grosseur d'un œuf de pigeon, légèrement adhérente à la peau, non adhérente aux plans profonds.

Dans l'aisselle droite deux petits ganglions, un peu douloureux à la pression.

État de la peau. — Il y a cinq ans environ, le médecin de la malade lui fit remarquer l'existence sur la poitrine de nombreux angiomes; depuis, leur nombre a augmenté considérablement, au dire de la malade.

Actuellement on trouve, tant sur le cou que sur la poitrine, les seins et la région épigastrique 86 angiomes bruns, légèrement surélevés, doux aû toucher, des dimensions d'une tête d'épingle à celles d'une pièce de vingt centimes; à la partie antérieure du cou, deux petites tumeurs verruqueuses; sur la poitrine quatre taches jaune café au lait, à contours irréguliers, de un demi-centimètre de diamètre environ.

Observation de Gebele (1).

H. Fl..., 58 ans, économe.

Le malade est atteint depuis 33 ans de hernie crurale double. Cure radicale le 9 décembre 1901; guérison en 10 jours.

21 *décembre.* — Le malade se plaint de douleurs à l'estomac.

22 *décembre.* — Sang dans les selles. Pas de vomissements. Pas de tumeur palpable à l'épigastre. Rectum libre; pas d'hémorroïdes.

(1) Gebele. *Münchener medicinische Wochenschrift*, 1902, n° 4.

Le malade présente 37 angiomes de la peau ; on fait le diagnostic de cancer de l'estomac. Le lavage stomacal est fait, mais l'examen du suc gastrique au milieu des débris retirés est impossible.

23 *décembre et jours suivants.* — Sang dans les selles et ainsi jusqu'au 29 décembre où le malade meurt à la suite d'une hémorragie, malgré la diète et la glace.

A l'autopsie, on trouve un énorme ulcère du duodénum avec perforation de l'artère pancreatico-duodénale, cause de l'hémorragie mortelle. Pas de cancer de l'estomac. Pas de thrombose des vaisseaux mésentériques.

CHAPITRE V

CRITIQUE

Maintenant que nous avons analysé les différents auteurs ayant traité la question et que nous avons exposé nos propres observations, il nous faut critiquer les faits et essayer de rechercher de quel côté se trouve la vérité.

Au risque de nous répéter un peu, nous croyons qu'il est nécessaire de résumer en quelques lignes l'état de la discussion :

Holländer décrit chez les cancéreux des manifestations cutanées consistant en angiomes, tumeurs verruqueuses et taches pigmentaires : Leser ne retient de ces différents éléments cutanés que les angiomes. Gebele, Rosenbaum, Raff, Douglas Symmers refusent à ces angiomes toute valeur dans le diagnostic du cancer.

Voici, résumé en deux tableaux, le résultat de nos propres observations :

RÉCAPITULATION DES OBSERVATIONS DE CANCÉREUX

AGE	SEXE	SIÈGE DES CANCERS	NOMBRE DES ÉLÉMENTS cutanés	NATURE DES ÉLÉMENTS CUTANÉS
29	Femme.	Sein.	4	Angiomes.
39	Femme.	Utérus.	8	Angiomes.
45	Femme.	Utérus.	3	Angiomes et taches pigmentaires.
46	Femme.	Sein.	3	Angiomes.
48	Femme.	Sein et utérus.	26	Angiomes, tumeurs verruqueuses et taches pigmentaires.
49	Femme.	Sein.	127	Angiomes, tumeurs verruqueuses et taches pigmentaires.
52	Femme.	Sein.	92	Angiomes, tumeurs verruqueuses et taches pigmentaires.
56	Femme.	Utérus.	16	Tumeurs verruqueuses.
62	Homme.	Langue.	4	Angiomes et tumeurs verruqueuses.
62	Femme.	Sein.	122	Angiomes, tumeurs verruqueuses et taches pigmentaires.
68	Homme.	Maxillaire sup.	3	Angiomes.
73	Femme.	Sein.	28	Angiomes, tumeurs verruqueuses et taches pigmentaires.
77	Femme.	Rectum.	33	Angiomes, tumeurs verruqueuses et taches pigmentaires.

TABLEAU DES MALADES EXAMINÉS NON ATTEINTS DE CANCERS

AGE	SEXE	NOMBRE DES MALADES examinés	NOMBRE DES CAS avec éléments cutanés	NOMBRE DES CAS sans éléments cutanés	CHIFFRES MIN. ET MAX. des éléments constatés	CHIFFRES MOYENS des éléments constatés	POURCENTAGE DES CAS avec éléments cutanés
20 à 30	Hommes. .	5	2	3	1	1	40
	Femmes. .	6	3	3	1-3	1-2	50
30 à 40	Hommes. .	9	5	4	1-8	3	55
	Femmes. .	5	2	3	1-6	3-4	40
40 à 50	Hommes. .	6	4	2	2-13	8	65
	Femmes. .	5	5	0	1-11	5	100
50 à 60	Hommes. .	6	5	1	3-32	16	80
	Femmes. .	3	3	0	2-24	12	100
60 à 70	Hommes. .	3	3	0	4-29	16	100
	Femmes. .	2	2	0	1-57	29	100

Suivant la méthode de Holländer, nous avons recherché chez nos malades, tant cancéreux que non cancéreux, non seulement la présence des angiomes mais aussi celle des tumeurs verruqueuses et des taches pigmentaires.

Nous avons examiné 50 malades non cancéreux et chez 34 d'entre eux, c'est-à-dire dans 68 pour 100 des cas, nous avons trouvé des manifestations cutanées. Ces cinquante malades se divisaient de la façon suivante : 21 femmes dont 15 présentaient des manifestations cutanées avec une moyenne de 10,2 éléments par tête ; 29 hommes dont 19 présentaient des manifestations cutanées avec une moyenne de 8,8 éléments par tête : soit au total 34 porteurs de manifestations cutanées avec une moyenne de 9,5 éléments par tête. Au point de vue de l'âge, sur ces cinquante malades, 36 avaient moins de cinquante ans, 14 avaient davantage ; chez les premiers les manifestations cutanées se rencontraient dans 58 pour 100 des cas, chez les derniers c'était dans 92 pour 100 des cas.

Mais sur 34 malades, nous n'en avons trouvé que 2, c'est-à-dire 5 à 6 pour 100 seulement, portant à la fois les trois sortes d'éléments que nous avons décrits. L'un était un homme de 43 ans, atteint d'hydrocèle et portant 3 angiomes, 2 tumeurs verruqueuses et une tache pigmentaire. L'autre était une femme de 36 ans, atteinte de salpingite, et portant 2 angiomes, une petite tumeur verruqueuse et 3 taches pigmentaires jaunâtres. Ces deux malades examinés avec soin dans leurs différents appareils ne paraissaient pas devoir être soupçonnés de quelque cancer.

Tous les autres malades ne portaient qu'un, ou beaucoup plus rarement deux, des différents ordres de malformations cutanées ; c'étaient, par exemple, soit des angiomes seuls, soit des tumeurs verruqueuses, soit ces deux éléments combinés, rarement des taches pigmentaires isolées ou associées à l'un des deux éléments précédents.

Si nous passons maintenant à l'étude critique de nos cancéreux nous voyons une différence profonde. Nous eûmes l'occasion d'examiner 13 cancéreux dont 2 hommes et 11 femmes ; tous, c'est-à-dire 100 pour 100, sont porteurs d'éléments cutanés, et cela avec une moyenne de 3 à 4 éléments par tête pour les hommes, 42 éléments par tête pour les femmes, soit au total 35 éléments par individu. Et si nous poussons plus loin la comparaison, nous voyons que dans 46 pour 100 des cas, au lieu de 5 à 6 pour 100 chez les non cancéreux, les trois ordres d'éléments se trouvent réunis chez le même individu. Quant au point de vue de l'âge, 6 de nos cancéreux avaient moins de cinquante ans et présentaient une moyenne de 28 éléments cutanés par tête, 7 avaient plus de cinquante ans avec 42 éléments par tête. Sur 6 malades chez lesquels se trouvaient réunis les trois ordres d'éléments, 2 avaient moins de cinquante ans, 3 avaient dépassé cet âge.

C'est parmi les premiers malades que nous eûmes l'occasion d'examiner que nous trouvâmes les cas les plus typiques et dont nous pourrions faire la base de notre travail.

En effet, si l'on veut bien se reporter aux observations I et III, on verra que les deux femmes qui font le sujet de ces observations et qui toutes deux étaient atteintes de cancer du sein, présentaient en très grand nombre, l'une 122, l'autre 127, angiomes, tumeurs verruqueuses et taches pigmentaires ; d'ailleurs, ces deux malades que le hasard rapprocha et que nous observâmes à quelques jours d'intervalle, étaient au point de vue de la topographie cutanée qui nous intéresse absolument superposables. Aussi cela influa-t-il sur la direction que nous allions donner à nos recherches et dès le début ce fut l'opinion de Holländer qui nous parut la plus proche de la vérité.

Il ressort, en effet, de l'étude des statistiques étrangères ou de la nôtre plus modeste, que l'existence d'angiomes est extrêmement fréquente à partir de la cinquantième année et qu'on les rencontre dans un rapport à peu près égal chez les individus cancéreux ou non cancéreux ; faisons cependant une réserve en disant que nous avons trouvé une différence en plus chez les cancéreux : en cela nous sommes d'accord même avec les auteurs défavorables à la doctrine que nous exposons puisque entre 50 et 60 ans, Raff trouve des angiomes dans 60 pour 100 des cas et Douglas Symmers dans 74,5, tandis que ce dernier chez les cancéreux de même âge les trouve dans 76, 4 pour 100 des cas.

Dubreuilh prétend les avoir rencontrés avec une égale fréquence chez tous les individus cancéreux et non cancéreux et s'il est venu à l'idée de quelques chirurgiens d'établir un rapport entre cancers et angiomes, il l'explique de la façon suivante : « Ces angiomes surviennent chez les gens âgés à la même période de la vie que les tumeurs malignes. Les chirurgiens les ont plus particulièrement remarqués en examinant les malades atteints de tumeurs malignes en voie de généralisation, exactement comme les médecins avaient naguère particulièrement remarqué les taches ombrées chez les malades atteints de fièvre typhoïde. Il n'y a pas autre chose qu'une simple coïncidence (1). »

Mais chez les cancéreux, il est rare qu'on ne trouve que des angiomes ; dans notre statistique nous ne les rencontrons que 4 fois sur 13, tandis que bien plus fréquemment nous trouvons deux ou trois ordres d'éléments

(1) Dubreuilh. Angiome sénile. *XIIIe Congrès international de médecine*. Paris, 1900, section de dermatologie et syphiligraphie.

réunis. C'est précisément le contraire qui a lieu chez les individus non cancéreux puisque nous n'avons vu angiomes, tumeurs verruqueuses et taches pigmentaires réunis sur le même sujet que 5 à 6 fois sur 100.

Par conséquent, nous croyons pouvoir répondre ce que Leser avait répondu lui-même à ses questions (1), mais à la condition de les modifier et de les énoncer de la façon suivante :

a) L'apparition de petits angiomes, de tumeurs verruqueuses et de taches pigmentaires se rencontre-t-elle fréquemment chez les malades atteints de cancer ?

b) Ces manifestations se rencontrent-elles aussi chez les individus sains ou en d'autres termes non atteints de cancer ?

En étendant ainsi leur portée, nous croyons être en accord avec Leser pour répondre par l'affirmative à sa troisième question :

L'apparition de ces manifestations cutanées peut-elle être un signe de diagnostic du cancer ?

Il est maintenant un point que nous devons aborder, sans vouloir cependant y trop insister, ce serait sortir du cadre clinique que nous nous sommes tracé. Si réellement, et nous le croyons, il existe un rapport entre ces manifestations cutanées et les tumeurs malignes, quelle est la nature de ce rapport ou, en d'autres termes, quelle est la signification de ces manifestations ?

Parmi les auteurs que nous avons analysés, quelques-uns effleurent ce chapitre mais sans toutefois l'approfon-

(1) Voir p. 17.

dir : Freund fait allusion à quelque faiblesse constitutionnelle de la peau. Leser se demande s'il faut rechercher l'origine de ces angiomes dans quelque faiblesse des tissus selon la théorie de Virchow, ou si peut-être ils jouent quelque rôle dans l'étiologie des néoplasmes ; c'est ainsi qu'en faisant l'examen microscopique de ces angiomes, il cherche s'il n'existerait pas quelques modifications des tissus établissant un rapport de structure entre ces petites tumeurs cutanées et les néoplasmes malins. Il faudrait, d'après lui, rechercher si elles existent avant les premiers symptômes du cancer, et si elles ont augmenté lorsque le cancer s'est développé. Sont-elles en connexion directe avec le néoplasme et alors les trouve-t-on en un lieu de la peau en rapport veineux avec la tumeur ? Sont-elles simplement des apparitions concomitantes de la tumeur maligne et alors indiquent-elles une diminution dans la résistance des tissus annonçant un pronostic plus grave ? Gebele les regarde comme un signe de dégénérescence des tissus ; c'est ainsi qu'il a cherché les angiomes dans des cas de tumeurs autres que les épithéliomas ; il a observé 5 sarcomes siégeant 2 au sein, 1 au sternum, 1 à la gaine des vaisseaux de la cuisse, 1 chondro-sarcome du deuxième métacarpien, et 6 tumeurs bénignes dont 1 lipome du dos, 1 cas de neuro-fibrome des membres inférieurs, 2 fibromes de l'utérus et 2 kystes de l'ovaire ; dans tous ces cas, sauf 1 cas de sarcome, il a trouvé des angiomes. Et, d'après lui, cette dégénérescence des tissus est encore prouvée par ce fait que les angiomes se rencontrent fréquemment et en très grand nombre chez les individus blonds, à teint pâle et cependant bien portants.

C'est d'ailleurs là une opinion à peu près générale et presque classique ; récemment encore, M. Henri Claude (1) faisait à la *Société médicale des hôpitaux* une communication sur la fréquence des nævi artériels de la peau et des muqueuses dans les maladies du foie et se demandait si leur augmentation de nombre et de volume ou au contraire leur diminution ne pourraient pas donner quelques indications sur le pronostic de l'altération hépatique. A cela, M. Achard répondait que pour lui ces nævi artériels représentaient un signe de dégénérescence de la peau.

Mais, nous le répétons encore, ce que nous avons observé chez nos cancéreux, ce ne sont pas seulement des angiomes, mais aussi des tumeurs verruqueuses et des pigmentations.

Quand nous avons interrogé nos malades sur la date d'apparition de ces éléments cutanés, la plupart nous ont dit qu'ils se les étaient toujours connus, aussi loin qu'ils pouvaient se rappeler. Cependant plusieurs (Obs. I, X, XI) avaient remarqué leur augmentation ; et même une femme portant un squirrhe atrophique du sein droit et un cancer de l'utérus et déjà amputée du sein gauche pour une tumeur maligne (Obs. XI) avait remarqué sur chaque sein l'apparition d'une petite verrue légèrement pigmentée avant tout signe de néoplasme mammaire. Une malade (Obs. VI) atteinte de cancer de l'utérus et portant 16 tumeurs verruqueuses en faisait remonter l'existence à un an seulement et les premiers symptômes de la

(1) H. Claude. *Société méd. des hôpitaux*, 6 février 1903. Les nœvi artériels de la peau et des muqueuses dans les maladies du foie.

tumeur maligne se manifestaient deux mois après environ.

Une autre malade (Obs. XIII) avait eu son attention attirée par son médecin sur l'existence d'angiomes quatre environ avant qu'apparaissent les premiers signes de cancer du sein et cette femme qui savait s'observer avait bien remarqué depuis lors leur augmentation.

Rappelons enfin l'observation de Holländer qui vit chez une femme une poussée de taches pigmentaires précéder d'un an l'apparition d'un cancer de l'intestin, et ultérieurement, l'évolution parallèle de la tumeur maligne et des manifestations cutanées. Également le cas de Leser : malade atteint de cancer de la région naso-palatine et présentant quelques angiomes ; ceux-ci augmentent rapidement en même temps que se développe le néoplasme.

Quant à la localisation de ces manifestations cutanées, son étude ne permet pas d'en tirer des conclusions bien nettes. En effet, dans nos observations, nous voyons par exemple dans quelques cas de cancers du sein les nævi siéger de préférence et en plus grand nombre à la poitrine et à la partie supérieure de l'abdomen sans pour cela empêcher qu'il s'en trouvât sur toute la surface du corps. Par contre, dans plusieurs cas de cancers de l'utérus nous trouvons bien quelques nævi, mais pas un ne siège sur l'abdomen ; dans un cas de cancer du maxillaire supérieur on trouve trois angiomes : ils sont tous trois sur la poitrine. Dans un cas de cancer du sein droit cependant (Obs. XIII), les manifestations cutanées sont plus nombreuses à droite en général et sur le sein droit en particulier.

Quelles conclusions tirer de l'ensemble de ces faits ?

Ils ne permettent pas de préciser la nature du rapport qui semble exister entre le développement des manifestations cutanées que nous avons eues en vue et le développement d'un cancer.

L'un est-il la cause de l'autre ou n'y a-t-il entre eux qu'un rapport de coexistence ?

Nous venons de voir que le siège du cancer et celui des manifestations cutanées sont, la plupart du temps, complètement indépendants ; par conséquent, l'hypothèse, émise par Leser, d'une sorte de semence des manifestations cutanées par l'intermédiaire d'une veine prenant naissance au voisinage du cancer, ne paraît guère soutenable.

Nous avons vu aussi que la date du début est variable ou plutôt que deux cas peuvent se présenter : ou les malformations cutanées sont congénitales, ou bien ce sont des manifestations acquises. Si on laisse de côté les cas où ces manifestations cutanées étaient congénitales, on voit que dans les autres observations, elles précédaient de peu de temps les premiers symptômes de néoplasme ; on ne peut donc pas affirmer qu'à la date où elles ont apparu, le cancer ne se développait pas déjà sans toutefois se révéler encore ni fonctionnellement, ni physiquement. Ces manifestations cutanées seraient-elles alors la conséquence d'une dégénérescence des tissus due au développement d'une tumeur maligne dans l'organisme ? Leur grand nombre et leur développement rapide impliqueraient-ils un pronostic plus grave et seraient-ils la marque d'un défaut de résistance de l'individu ? Ces questions restent posées.

Quoi qu'il en soit, il semble qu'un rapport de nature imprécise peut être établi entre l'existence de ces manifestations cutanées, qu'elles soient congénitales ou non, et le développement d'un cancer en un point quelconque de l'organisme ; il semble qu'il soit permis de prononcer au moins le mot de « prédisposition cancéreuse » quand on se trouve en présence d'un individu porteur à la fois d'angiomes, de tumeurs verruqueuses et de taches pigmentaires ; cela sera d'autant plus permis que le sujet sera plus jeune et que ces manifestations cutanées se seront développées plus rapidement. Et le jour où ce même individu se présentera avec des troubles physiques ou fonctionnels faisant hésiter entre le diagnostic de cancer au début ou de toute autre affection, il sera permis de donner quelque valeur à l'existence de ces manifestations cutanées et de s'appuyer sur elle pour conclure au diagnostic de cancer.

CONCLUSIONS

I. — On rencontre fréquemment chez les cancéreux un ensemble de manifestations cutanées constituées par des angiomes, de petites tumeurs verruqueuses et des taches pigmentaires.

II. — Ces manifestations cutanées sont dans la plupart des cas congénitales ; dans le cas contraire elles se montrent peu de temps avant les premiers symptômes de tumeur maligne.

III. — On les rencontre aussi chez les sujets non cancéreux mais dans un rapport moindre pour un même âge et chez ces individus, il est très rare de trouver les trois variétés d'éléments réunies.

IV. — L'existence en grand nombre de ces manifestations cutanées et surtout leur apparition brusque et leur développement rapide semblent pouvoir jouer un rôle indicateur dans le diagnostic du cancer au début.

INDEX BIBLIOGRAPHIQUE

CLAUDE. — Les nævi artériels de la peau et des muqueuses dans les maladies du foie. *Société médicale des hôpitaux*, 6 février 1903.

DOUGLAS SYMMERS. — Cutaneous Angiomata and Malignant Disease. *Med. News*, 27 décembre 1902.

DUBREUILH. — Angiomes séniles. *XIIIe Congrès international de médecine*, section de dermatologie et syphiligraphie. Paris, 1900.

FREUND. — Die Haut bei schwangeren und genitalkranken Frauen. Verhandlungen der Deutschen Dermatologischen Gesellschaft. *VIe Congress*. Wien, 1899. *Centralblatt für Chirurgie*, 1900, n° 13-370.

GEBELE. — Ueber Angiome und ihren Zusammenhang mit Karzinomen. *Münchener medicinische Wochenschrift*, 1902, n° 4.

HOLLÄNDER. — Beiträge zur Frühdiagnose des Darmcarcinoms « Hereditätsverhältnisse und Hautveränderungen ». *Deutsche medicinische Wochenschrift*, 1900, n° 30.

— Carcinom und Hautveranderungen. *Centralblatt für Chirurgie*, 1902, n° 17.

KAPOSI. — Pathol. und Therap. der Hautkrankheiten, 1899, II, 784.

Kopp. — *Archiv für Dermatologie und Syphilis,* 1882, XIV, 213.

Leser. — Ueber ein die Krebskrankheit bei Menschen häufig bekleitendes, noch wenig gekanntes Symptom. *Münchener medicinische Wochenschrift,* 1901, n° 51.

Mandelbaum. — *Vierteljahrschrift für Dermatologie und Syphilis,* 1882, XIV, 213.

Raff. — Zur Kenntniss der Senilen-Angiome (Kapillar-Varicen) der Haut. *Münchener medicinische Wochenschrift,* 1902, n° 18.

Rosenbaum. — Ueber die diagnostische Bedeutung der Angiome der Haut. *Münchener medicinische Wochenschrift,* 1902, n° 16.

TABLE DES MATIÈRES

CHARTRES. — IMPRIMERIE DURAND, RUE FULBERT.

www.ingramcontent.com/pod-product-compliance
Ingram Content Group UK Ltd.
Pitfield, Milton Keynes, MK11 3LW, UK
UKHW020340220726
13923UKWH00004B/1502